AF467230

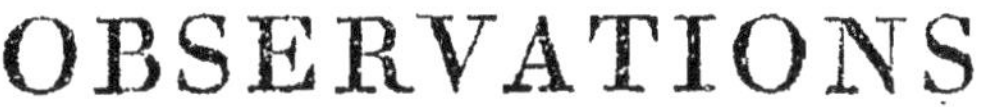

OBSERVATIONS

NOUVELLES

SUR LES MALADIES

DES YEUX

ET

DES OREILLES,

PAR J[N]. WILLIAMS,

PROPRIÉTAIRE ET DIRECTEUR DU DISPENSAIRE ROYAL ET GÉNÉRAL DE LONDRES, HIGH HOLBORN, n° 98;

Oculiste honoraire de S. M. Tr.-Chr. LOUIS XVIII, Roi de France et de Navarre, Chevalier de la Légion d'honneur, Membre des Sociétés de Médecine de Paris, Marseille, Cambrai, Clermont-Ferrand, Evreux, etc.

A PARIS,

CHEZ { CHANSON, IMPRIMEUR-LIBRAIRE, RUE ET MAISON DES MATHURINS, N° 10;
ROYER, LIBRAIRE DE S. M., RUE DU PONT-DE-LODI, N° 7.

A LONDRES,

CHEZ L'AUTEUR, RED LION SQUARE, N° 3.

1816.

OBSERVATIONS NOUVELLES

SUR

LES MALADIES DES YEUX

ET DES OREILLES,

BIBLIOTHEQUE ROYALE

PAR J^N. WILLIAMS, M. D., DE LONDRES.

Si j'écrivois cette Notice seulement pour des personnes de l'art, auxquelles il suffit d'indiquer les faits sans s'y appesantir, je n'entrerois point dans le détail des cures faites tant sur les yeux que sur les oreilles des personnes affectées des maladies de ces importans organes; je me contenterois de faire connoître mes procédés et les différentes applications du topique que j'ai le bonheur d'avoir inventé. Je vais donc m'efforcer de prouver que beaucoup de maladies des yeux, réputées incurables, peuvent céder à l'usage d'un traitement méthodique, et se guérir avec mon remède sans opérations chirurgicales. J'ai établi dans les deux ouvrages que je publiai en 1814 (1), la vérité de cette assertion par un très-grand nombre d'observations, entourées des témoignages les plus

---

(1) Voyez mon *Traité des Maladies des yeux*, et le *Compte rendu*, publié la même année; deux brochures in-8°. Prix : l'une, 3 fr.; l'autre, 1 fr. A Paris, chez Royer, libraire de S. M. Louis XVIII, rue du Pont-de-Lodi, n° 7; et chez l'auteur, à Londres, Lion Square, n° 3.

recommandables. J'ai fait moi-même, à mes frais, une foule d'expériences pour m'assurer de l'efficacité du moyen dont je me sers aujourd'hui avec autant de succès que de satisfaction. Rien ne m'a coûté pour atteindre le but honorable que je m'étois proposé : j'ai entrepris des voyages très-longs et très-dispendieux, en Angleterre et dans d'autres parties de l'Europe; j'ai traité un nombre considérable d'émigrés français à Londres, et je dois dire, à leur éloge, que si j'ai mis du désintéressement et de la générosité à les soulager dans les jours de leur infortune, ils ont rivalisé ensuite avec moi de procédés et de délicatesse. Enfin j'ai suivi en France S. M. Louis XVIII, qui a daigné, en considération des services que j'ai rendus à ses sujets, tant en France qu'en Angleterre, m'accorder le titre de son oculiste honoraire, et me décorer d'un ordre qui me flatte d'autant plus, qu'il me rend l'égal d'une foule de personnes distinguées par leur mérite et leur philantropie.

J'ai renouvelé en France les expériences que j'avais déjà faites en Angleterre et en Irlande, et le succès a dépassé mon espérance, comme je l'ai fait connoître dans le temps. C'est alors que j'ai été payé avec usure des soins que je m'étois donnés pour amener mon topique au point de perfection où il est aujourd'hui. Un nombre considérable d'attestations m'ont été données par les malades que j'ai guéris, et par leurs parens et amis qui les ont vu traiter. Plusieurs sociétés savantes, après avoir vérifié les faits que j'avançois, et après avoir renouvelé mes expériences, m'ont ouvert leur porte; et m'ont admis au nombre de leur associé correspondant; honneur auquel j'étois loin de prétendre, et que je ne désirois pas, je l'avoue, lorsque je cherchois à rendre utile à la classe malheureuse le remède dont je m'occupois pour le bien de l'humanité, sans aucune vue ni de gloire, ni d'intérêt particulier. Rien ne me seroit plus facile que d'en constater l'efficacité par de nombreuses déclarations qui m'ont été données à Paris, à Bordeaux, à Lille, à Gand, à Bruxelles, à Anvers, à Rotterdam, à Amsterdam, à La Haie, etc., etc., où j'ai eu occasion de voir et de guérir, sans opérations chirurgicales, un très-grand nombre de personnes affectées de maux d'yeux et d'orielles; mais j'ai tellement à cœur d'éviter même le soupçon de charlatanisme, que je n'userai pas de ce moyen, cependant si naturel, de prouver la vérité, et qui me paroîtroit bien plus satisfaisant que des raisonnemens souvent oiseux et qui ne reposent sur rien.

Si l'on étoit bien pénétré des dangers continuels auxquels sont sans cesse exposés, par l'action des corps extérieurs, les organes de la vue et de l'ouïe, on useroit davantage de moyens préservatifs pour les conserver; et de même qu'on a toujours présentes à l'esprit certaines règles d'hygiène, on auroit aussi à sa disposition un médicament qui, non-seulement guérit, mais éloigne ou prévient les maladies des yeux. Combien d'agriculteurs et d'artistes voient de bonne heure leur vue s'affoiblir et se perdre insensiblement, qui l'auroient conservée par une sage prophylactique! Tout le monde sait que les sens sont routiniers comme nous, et que les hommes ne passent pas impunément d'une région du globe à une autre sans payer un tribut, quelquefois bien funeste, au climat qui influence toujours, plus ou moins, notre frêle machine. Les marins, par exemple, font plus que personne cette triste expérience, parce que, rapidement emportés dans des contrées lointaines, sous des températures différentes, en contact avec une atmosphère saturée d'autres principes, ils deviennent ou sourds, ou aveugles. Ne seroit-ce pas un beau présent à faire à ces infortunés que de leur offrir, quand ils quittent leurs familles et leur patrie, une espèce d'antidote contre les maladies auxquelles ils vont généreusement s'exposer? Et pourquoi les personnes pieuses et charitables qui dans les campagnes se plaisent à soulager l'infortune et le malheur, n'auroient-elles pas, au nombre des médicamens qu'elles distribuent, celui qui guérit et conserve deux sens auxquels les hommes attachent tant de prix? Ah! combien de fois j'ai regretté de ne m'être pas trouvé au milieu de ces braves qui, pour défendre la plus sacrée des causes, ont perdu la vue au milieu des sables brûlans de la Syrie, et auxquels les secours de l'art sont devenus aujourd'hui superflus (1)! Je me serois estimé infiniment heureux, si, en partageant leurs dangers, j'eusse pu soulager leur infortune.

---

(1) L'ophtalmie égyptienne, qui fit tant de ravages en 1799 dans l'armée anglaise en Egypte ; qui affecta également autrefois les compagnons de saint Louis, Roi de France, et dont l'on trouve quelques traces dans les livres des médecins arabes.

Enfin, la remarque que je viens de faire pour les maladies des yeux et la cécité des soldats de l'armée anglaise en Egypte, peut s'appliquer, quoiqu'à un degré bien moindre, à l'armée anglaise entrée en France en 1814 : un grand nombre de soldats ont été affectés de surdités qui sont demeurées périodiques, et d'ophtalmies rebelles. J'ai fait la même remarque à Paris sur les autres troupes formant l'armée des alliés; mais j'ai, en général, observé, sur les personnes qui habitent depuis peu un pays éloigné qui n'est point le leur, une disposition aux maladies des yeux, des dents et des oreilles, caractérisée par un larmoiement presque continuel, par un bourdonnement d'oreilles, et par de fréquentes fluxions sur les mâchoires. Ce n'est qu'après un temps plus ou moins long que le corps s'habitue à ces influences atmosphériques; encore, la plupart du temps, ces indispositions demeurent-elles habituelles ou périodiques.

Ceux qui exercent des professions qui exigent une grande lumière ou le contact avec un feu vif et continu; les paysans, qui sont fréquemment entourés de poussière ou d'émanations terreuses ou calcaires; ceux qui volatilisent des métaux ou des acides; les coiffeurs, qui vivent au milieu de la poudre; les peintres, les doreurs, etc., etc., sont plus sujets que beaucoup d'autres à la cécité et à la surdité par causes externes : aussi il seroit très-sage que dans les grands établissemens, où beaucoup d'ouvriers de ces différentes professions sont réunis, on trouvât avec le mal, le remède. Beaucoup d'établissemens publics en Angleterre m'ont déjà témoigné le désir de posséder mon topique; et il n'est aucun sacrifice que je ne sois disposé à faire pour concourir à cette bonne œuvre, qui soulagera une partie si intéressante et si précieuse de l'humanité. Les pauvres trouveront toujours accès auprès de moi; et c'est spécialement pour eux et en leur faveur, que j'ai fondé à Londres l'établissement, que jusqu'à présent j'ai l'honneur de diriger (1), où un si grand nombre ont recouvré la vue (2).

Il seroit tellement facile d'user de mon topique sans que j'en fisse moi-même l'application, qu'un très-grand nombre de personnes, tant de France que de Hollande, me consultent chaque jour par écrit; et sans les voir, sur le simple récit de l'état de leur vue, je leur indique le mode d'application

---

(1) *The royal and general Dispensary for the blinds*, le Dispensaire royal et général de Londres, *High Holborn*, n° 98.

(2) Il me seroit facile, comme je l'ai dit plus haut, de citer une foule innombrable de faits très-authentiques, en faveur de mon topique et de l'efficacité de ma méthode de curation; mais comme cela n'augmenteroit ni le mérite de mon topique, ni la confiance que je crois mériter, et que d'ailleurs en France on n'aime peut-être pas cette manière de prouver, qui me paroît toute simple et toute naturelle, je vais me borner à rappeler un fait précieux, qui est l'histoire d'une femme de cent sept ans, totalement aveugle, qui, en très-peu de jours, a parfaitement recouvré la vue, et dont le portrait a été placé dans l'hôtel de la Bourse.

Un autre fait non moins curieux, attesté par le curé de Châtillon-sur-Seine, est l'histoire d'une jeune paysanne, âgée de..... ans, *aveugle née*, qui a parfaitement recouvré la vue, sans le secours d'aucune opération chirurgicale.

de mon médicament, et les guérisons s'opèrent comme si j'étois moi-même auprès des malades. J'ai déja envoyé, avec les précautions nécessaires, mon topique dans l'Inde et en Amérique, où il a également réussi, au moyen des instructions que je donne.

J'ai déjà décrit dans mes précédens ouvrages (1) les procédés à suivre pour appliquer avec succès mon topique ; je les réitérerai dans celui-ci, pour la facilité de ceux qui ne pourroient se les procurer. Rien n'est plus facile, tant pour le malade que pour l'assistant, quoiqu'il soit quelquefois difficile d'assigner le terme des maladies, sur-tout quand elles sont aussi variées, et quand elles peuvent dépendre d'autant de causes que les maladies des yeux et des oreilles. Mais, en général, il est très-rare qu'un traitement s'étende au-delà de deux mois, à moins que la lésion des organes ne tienne à une désorganisation totale ; ce qui n'est pas ordinaire. Lorsqu'il y a un obstacle matériel à vaincre, tel qu'une cataracte commençante, des taies ou nuages sur la cornée, comme il arrive assez fréquemment à la suite de la petite-vérole, de l'épaississement dans la membrane du tympan ou dans les humeurs de l'oreille interne, etc., etc., on n'est pas retenu plus long-temps, si l'on a été assez heureux pour faire l'application du remède au début de la maladie ; mais, dans les cas où la cure se prolongeroit trop long-temps, il m'a toujours

---

(1) A Paris, chez Royer, libraire de S. M. Louis XVIII, rue du Pont-de-Lodi, n° 7 ; et chez l'auteur, à Londres, Lion Square, n° 3.

réussi d'en devancer le terme en usant d'un traitement combiné, duquel je suis bien aise qu'on sache que je me sers quand il est nécessaire, afin que les personnes sensées ne croient point que j'emploie uniquement mon remède par exclusion à tout autre moyen; ce qui devroit me faire ranger au nombre des empiriques et des ignorans.

C'est principalement pour les maladies de l'oreille, si douloureuses pour les malades et si désespérantes pour le médecin, qu'il est indispensable de combiner les traitemens. On conçoit facilement qu'un organe aussi profondément caché, que la nature n'a laissé en communication avec les corps extérieurs que par un orifice extrêmement étroit, et obstrué encore par une membrane qui s'oppose au passage du médicament qu'on voudroit y introduire; on conçoit, dis-je, qu'un tel organe doit être difficile à attaquer, et qu'il faut autant de sagesse que de discernement pour guérir les maladies qui l'atteignent. Nous donnerons, en terminant cette Notice, quelques observations qui démontreront que nous avons été assez heureux pour guérir plusieurs de ces maladies, qui jettent les malheureux qui en sont affectés dans un état voisin de la rage.

J'ai cru devoir, avant de rapporter ces observations, donner une courte description anatomique de l'oreille, comme j'en ai donné une de l'œil dans mes autres ouvrages. Je ne tiens pas à honneur de faire une description nouvelle de l'oreille, puisqu'il y en a de si exactes et de si bien faites par les anatomistes modernes; je puiserai donc dans ces auteurs ce que je crois nécessaire de dire de l'oreille, pour l'intelligence de mes explications subséquentes.

De l'oreille externe.

Tout le monde sait que les oreilles sont au nombre de deux, et qu'elles sont placées sur les parties latérales et un peu inférieures de la tête, séparées en deux portions, une externe et l'autre interne, divisées par la membrane du tympan; c'est sur cette partie interne de l'oreille qu'il convient de porter, par sympathie, les moyens que la médecine emploie pour le traitement des maladies de cet organe; traitement toujours difficile et infructueux, quand on ne connoît pas parfaitement la structure anatomique de ces parties qui échappent à nos regards.

L'oreille externe comprend le pavillon de l'oreille et le conduit auditif. La grandeur du pavillon doit être selon l'âge et la stature des individus, ainsi que d'après les idées de beauté que les hommes se sont faites des diverses parties du corps humain. Dans presque toutes les parties de l'Europe, on regarde généralement comme une beauté la petitesse du pavillon de l'oreille, tandis qu'il seroit plus raisonnable de chercher, au contraire, à augmenter son développement, comme les animaux nous en donnent l'exemple quand ils veulent mieux percevoir les sons.

Le pavillon de l'oreille est situé sur la partie latérale de la tête, au bas de la tempe, derrière l'articulation de la mâchoire inférieure, au-devant de l'apophyse mastoïde ; sa grandeur varie suivant les sujets ; il représente une espèce de cornet ovale et aplati, dont le grand diamètre s'étend de haut en bas, et la grosse extrêmité est en haut.

La face externe, plus ou moins tournée en avant, suivant les divers sujets, présente des éminences et des enfoncemens. Les éminences sont l'hélix, l'anthélix, le tragus et l'anti-tragus ; les enfoncemens sont la fosse naviculaire, la conque et la cavité de l'anthélix.

L'hélix, ou le grand repli de l'oreille, commence à la partie moyenne de la face externe du pavillon, par une pointe assez aiguë ; l'éminence anthélix occupe la partie moyenne de la face externe du pavillon de l'oreille. Plus épaisse, mais moins longue que l'hélix, elle décrit une courbe dont la concavité est tournée en avant et en bas, et la convexité en arrière et en haut.

L'éminence appelée tragus est située à la partie antérieure, moyenne et inférieure du pavillon de l'oreille, devant l'orifice du conduit auditif, qu'elle couvre en grande partie. Sa forme est plate et en quelque sorte triangulaire.

L'éminence anti-tragus est située au-dessous de l'anthélix, vis-à-vis le tragus, mais un peu plus bas que cette dernière éminence, dont elle est séparée par une échancrure profonde, comme il a été dit plus haut. L'anti-tragus est en quelque sorte conique ; son sommet est tourné en haut et en avant, et sa base en bas et en arrière.

La fosse naviculaire est ce grand enfoncement

que circonscrivent l'anthélix, le tragus et l'anti-tragus. Elle est divisée en deux parties par le commencement de l'hélix, une supérieure plus étroite, et une inférieure plus large qui se continue antérieurement dans le conduit auditif.

La partie du pavillon de l'oreille qui se trouve au-dessous des éminences et des enfoncemens dont on vient de parler, est ce qu'on appelle le lobule ; elle est plus molle que le reste, et n'est formée que par les tégumens et par un tissu cellulaire graisseux. C'est cette partie qu'on est dans l'usage de percer pour y suspendre des bijoux. Sa grandeur et sa figure varient suivant les différens sujets.

La face interne du pavillon de l'oreille est inclinée en arrière. Sa partie antérieure est unie par du tissu cellulaire à la portion mastoïdienne du temporal. Sa partie postérieure, séparée de la tête par un intervalle plus ou moins grand, suivant les divers sujets, présente des éminences et des enfoncemens qui correspondent à ceux de la face externe.

La circonférence du pavillon de l'oreille est unie antérieurement avec la tempe et la partie postérieure de la joue. Elle est libre dans le reste de son étendue.

Les parties qui composent le pavillon de l'oreille sont : un cartilage, des ligamens, des muscles, des artères, des veines, des vaisseaux lymphatiques, des nerfs, et la peau qui recouvre toutes ces parties.

Le cartilage de l'oreille est fixé à la partie latérale de la tête par trois ligamens, un antérieur, un supérieur, et un postérieur : l'antérieur, au-dessous de l'articulation de cet os avec la mâchoire inférieure, va se terminer à la base du tragus et à la partie voisine de la convexité de l'hélix ; le supérieur tire son origine de la partie inférieure de l'aponévrose externe du muscle crotaphyte ou temporal, et va se fixer à la partie supérieure de la convexité qui correspond à la conque ; le postérieur naît de la partie antérieure de l'apophyse mastoïde, et va s'attacher à la partie postérieure de la conque. Ces ligamens ne sont autre chose qu'un tissu cellulaire dense et serré.

La peau qui recouvre le pavillon de l'oreille est unie fort étroitement à son cartilage et à ses muscles intrinsèques par un tissu cellulaire serré, et qui ne contient presque pas de graisse, si ce n'est vers la partie inférieure, où l'on en trouve quelquefois un peu. Elle est extrêmement mince, et parsemée de follicules qui fournissent une humeur sébacée, dont l'usage est d'entretenir la souplesse de cette partie. Sur la face interne du tragus, et sur le sommet de cette éminence, la peau du pavillon de l'oreille est garnie de poils plus ou moins nombreux et plus ou moins longs, suivant les sujets, et qui paroissent propres à empêcher que les corpuscules qui voltigent dans l'air ne s'introduisent dans le conduit auditif.

Le pavillon de l'oreille a pour usage de réfléchir les rayons sonores, et de les diriger dans le conduit auditif. Cet usage est suffisamment prouvé par la diminution de l'ouïe dans ceux qui sont privés de l'oreille externe, par la facilité avec laquelle nous percevons les sons en plaçant la main derrière cette partie, et par le secours que les personnes qui ont l'ouïe dure tirent de l'usage des cornets acoustiques.

Du conduit auditif.

Le conduit auditif s'étend depuis la conque jusqu'à la caisse du tympan, dont il est séparé par la membrane du même nom. Sa longueur, qui est d'environ dix à douze lignes, est toujours un peu plus grande inférieurement que supérieurement, à cause de la coupe oblique de son extrêmité interne : sa direction est oblique de dehors en dedans, et de derrière en devant; mais il est un peu courbé sur sa longueur, de manière que la convexité de sa courbure est tournée en haut et en arrière, et la concavité en bas et en devant. Il est plutôt ovale qu'arrondi, et sa partie moyenne est moins large que ses extrêmités.

Ce conduit est en partie osseux, et en partie cartilagineux et membraneux.

Le conduit auditif est tapissé intérieurement par un prolongement de la peau qui s'y insinue, et forme une espèce de tuyau, dont l'épaisseur diminue d'autant plus qu'on approche de la membrane du tambour sur laquelle il se réfléchit en formant une espèce de cul-de-sac. Ce prolongement de la peau est uni aux parois du conduit auditif par un tissu cellulaire très-serré. Vers l'entrée de son conduit, il est garni de poils très-fins, mais assez longs, qui empêchent que les corpuscules qui voltigent dans l'air et les insectes ne s'y introduisent.

Les mailles du tissu cellulaire qui unit la peau aux parois du conduit auditif logent des corpuscules qui ne sont autre chose que des glandes du genre de celles que l'on nomme sébacées.

Ces glandes, dont la figure est ronde ou ovale, et la couleur jaune foncé, tirant sur le brun, ont chacune un conduit excréteur qui perce la peau, et laisse sentir au dedans du conduit auditif une humeur que l'on nomme *cerumen*. Cette humeur est jaunâtre, amère, et semblable à une huile tenue; mais elle s'épaissit bientôt par l'action de l'air, et s'amasse quelquefois en assez grande quantité pour former une espèce de bouchon qui intercepte les rayons sonores, et rend l'ouïe dure et difficile. La surdité produite par cette cause est assez commune chez les vieillards : on y remédie aisément en versant dans le conduit auditif de l'huile ou de l'eau de savon, qui amollissent et détrempent l'humeur amassée, et en facilitent l'extraction. Le cerumen sert à lubréfier le conduit auditif, et à écarter les insectes qui voudroient y pénétrer.

De l'oreille interne.

L'oreille interne comprend plusieurs cavités creusées dans l'os temporal. Ces cavités sont la caisse du tambour, le vestibule, le limaçon et les canaux demi-circulaires : les trois dernières forment ce que l'on appelle le labyrinthe.

De la caisse du tambour.

La caisse du tambour a été ainsi nommée par rapport à sa ressemblance avec une caisse militaire ; elle est située dans l'épaisseur de l'os temporal, entre le conduit auditif et le labyrinthe, au-dessous de l'union du rocher avec la portion écailleuse, au-dessous de la fosse jugulaire, au-devant de l'apophyse et des cellules mastoïdiennes, et derrière la trompe d'*Eustache* et la fosse glénoïde ; sa figure ressemble assez bien à une portion de cylindre placée de champ, et un peu plus épaisse supérieurement qu'inférieurement ; son étendue est un peu plus grande de devant en arrière que du haut en bas.

La membrane du tambour, ainsi nommée parce qu'elle est tendue sur la caisse du même nom, se trouve à l'extrémité du conduit auditif, et sépare l'oreille externe d'avec l'interne ; elle est située obliquement du haut en bas et de dehors en dedans, de manière qu'elle forme un angle aigu avec la partie inférieure du conduit auditif, et un angle obtus avec la partie supérieure. La figure de la membrane du tambour est presque circulaire ; sa face externe forme le fond du conduit auditif, et présente un enfoncement dans sa partie moyenne. Sa face interne répond à la caisse, et présente dans sa partie moyenne une élévation qui correspond à l'enfoncement de la face externe : cette élévation est produite par le manche du marteau, qui est uni à cette face depuis sa partie moyenne jusqu'à sa partie supérieure.

La circonférence de la membrane du tambour est comme enchâssée dans la rainure dont est creusée l'extrêmité interne du conduit auditif.

La membrane du tympan est sèche et presque transparente ; quoique très-mince, elle est cependant composée de quatre lames distinctes appliquées les unes sur les autres ; les deux plus extérieures sont la continuation de la peau et de l'épiderme qui tapisse le conduit auditif. Ces deux lames peuvent être séparées à l'aide de la macération. La troisième est une membrane propre, qui s'attache dans le fond de la rainure de l'extrêmité interne du conduit auditif. La quatrième, qui est la plus intérieure, est une continuation du périoste de la caisse ; le manche du marteau se trouve entre cette membrane et la troisième.

La membrane du tympan est parsemée d'un grand nombre de vaisseaux sanguins, lesquels viennent principalement de deux troncs qui accompagnent le manche du marteau et se divisent au centre de cette membrane en un grand nombre de ramifications qui vont à sa circonférence. Ces vaisseaux, très-apparens dans le fœtus, disparoissent presque entièrement dans l'âge adulte. Les nerfs de la membrane du tympan ne peuvent pas être démontrés par la dissection ; mais la sensibilité exquise dont cette membrane jouit, ne permet pas de douter de leur existence.

On a cru long-temps que la membrane du tympan étoit percée d'une ouverture au moyen de laquelle il y avoit une communication du conduit auditif avec la caisse du tambour.

Mais les recherches ultérieures des anatomistes les plus exacts, ne permettent pas même de soupçonner que cette ouverture existe dans l'état naturel.

La membrane du tympan ne sert pas seulement à garantir les parties contenues dans la caisse du tambour; son principal usage est de transmettre les vibrations que ces sons excitent en elle à l'air contenu dans la caisse du tambour et aux osselets de l'ouïe. Mais pour que cette membrane s'acquitte convenablement de cette fonction, il faut que, par les différens degrés de tension et de relâchement que lui impriment les muscles du marteau, elle devienne susceptible de répéter tous les sons qui la frappent, et de se mettre avec eux en rapports harmoniques. On pense communément qu'elle est tendue pour la perception des sons aigus, et relâchée pour celle des sons graves.

La paroi interne de la caisse du tambour est un peu inclinée en arrière, et plus éloignée de l'externe dans sa partie supérieure que dans l'inférieure; on remarque à sa partie antérieure et supérieure une petite lame osseuse, recourbée de bas en haut, formant un petit canal dans lequel est logé le tendon du muscle interne du marteau. Cette lame est ce qu'on appelle bec de cuiller.

Au-dessous de cette lame et un peu plus en arrière est une ouverture de communication entre la caisse et le vestibule. Cette ouverture est connue

BIBLIOTHÈQUE ROYALE

sous le nom de fenêtre ovale; c'est un ovale dont un côté est un peu arrondi, et l'autre un peu aplati; le côté arrondi est en haut, et le côté aplati est en bas; l'une de ses extrêmités est en devant, et l'autre en arrière. Le contour de cette ouverture a du côté du vestibule un petit rebord plat, fort mince, qui la rend plus étroite du côté de cette cavité que du côté de la caisse. Dans l'état naturel, la fenêtre ovale est couverte par la base de l'étrier, qui ne la remplit pas exactement, et qui est unie à sa circonférence au moyen d'une membrane très-mince, qui n'est autre chose qu'une continuation du périoste de la caisse.

Au-dessus de la partie postérieure de la fenêtre ovale, on remarque une saillie qui en suit le contour, et qui est formée par l'aqueduc de Fallope.

Au-dessous du promontoire, et un peu plus en arrière, est une ouverture arrondie, moins grande que la fenêtre ovale; c'est la fenêtre ronde. Cette ouverture est oblique, et regarde en dehors, en arrière et en bas; elle communique dans la rampe interne du limaçon; mais, dans l'état naturel, elle est formée par une membrane mince, qui n'est autre chose qu'une production du perioste de la caisse.

Derrière la fenêtre ovale, au bas de la saillie formée par l'aqueduc de Fallope, est une petite éminence creuse qui renferme le muscle de l'étrier; c'est la pyramide. La base de cette éminence est tournée en arrière, et le sommet en avant. Celui-ci est percé d'une ouverture très-apparente, par laquelle sort le muscle dont on vient de parler. On remarque quelquefois un ou deux filets osseux qui s'étendent de la pyramide au promontoire, et qui les joignent l'un à l'autre.

La circonférence de la caisse du tambour est plus large dans sa partie supérieure que par-tout ailleurs. Cette partie correspond à la jonction de la portion écailleuse du temporal avec le rocher. Elle est fort mince, et présente plusieurs petites ouvertures par lesquelles passent des rameaux de l'artère méningée moyenne qui pénètrent dans la caisse.

A la partie supérieure et postérieure de la circonférence de la caisse du tambour, on trouve une ouverture assez large et évasée, de forme triangulaire, qui communique dans les cellules mastoïdiennes. Ces cellules sont des cavités pratiquées dans l'épaisseur de l'apophyse mastoïde. On en trouve à peine quelque trace dans le fœtus ; elles se développent avec l'âge. Leur nombre et leur figure varient ; mais elles communiquent toutes ensemble, et leur surface est couverte par une espèce de périoste qui est continu à celui de la caisse du tambour. L'usage de ces cellules paroît être de réfléchir les sons et d'en augmenter la force.

Au-dessous de l'ouverture des cellules mastoïdiennes, la circonférence de la caisse du tambour est assez étroite, raboteuse, et présente la trace de l'aqueduc de Fallope. On y voit aussi une petite ouverture par laquelle passe la corde du tympan.

La trompe d'Eustache est un conduit en partie osseux et en partie cartilagineux et membraneux;

qui s'étend depuis la caisse du tambour jusqu'à la partie supérieure du pharynx, derrière l'ouverture postérieure de la fosse nasale. Ce conduit est oblique de derrière en devant, de dehors en dedans et de haut en bas. Sa portion osseuse, située au-dessus du canal de la carotide, est creusée dans l'épaisseur du temporal, entre la partie pierreuse et la partie écailleuse de cet os. Elle commence à la partie supérieure et antérieure de la caisse par un orifice assez large; après quoi elle se rétrécit, pour s'élargir de nouveau, et se terminer par une ouverture un peu évasée que complète en dehors l'apophyse épineuse du sphénoïde. Elle est un peu aplatie de dehors en dedans, de manière que la coupe en est ovale.

La portion cartilagineuse de la trompe d'Eustache ressemble assez bien à un cône aplati de dehors en dedans : son sommet tourne en haut, en dehors et en arrière, se continue avec la portion osseuse; sa base, tournée en bas, en dedans et en devant, présente une espèce de pavillon évasé, aplati de dedans en dehors, dont le bord interne forme un bourrelet fort saillant, qui correspond à la partie externe de l'ouverture postérieure de la fosse nasale, vis-à-vis l'extrêmité postérieure du cornet inférieur.

Cette portion de la trompe d'Eustache est essentiellement formée de deux cartilages, dont l'un est externe, et l'autre interne. L'externe, beaucoup plus petit que l'interne, se présente sous la forme d'une languette étroite et mince, en quelque sorte triangulaire, à laquelle on peut distinguer une face externe, une face interne, un bord supérieur, un bord inférieur, une base et un sommet. La face externe correspond au muscle ptérigoïdien interne, et au péristaphylin externe qui s'y attache. La face interne est couverte par la membrane interne de la trompe. Le bord supérieur est confondu avec celui du cartilage interne, et s'attache à la base du crâne. Le bord inférieur descend beaucoup moins bas que celui du cartilage interne, auquel il est uni par une membrane très-mince qui passe de l'un à l'autre. Le sommet s'implante au côté externe de l'orifice antérieur de la portion osseuse de la trompe. La base est attachée à la partie supérieure du bord postérieur de l'aile interne de l'apophyse ptérigoïde.

Le cartilage interne de la trompe d'Eustache, beaucoup plus grand que l'interne, ressemble assez bien à un triangle isocèle fort alongé ; on y considère une face interne, une face externe, un bord supérieur, un bord inférieur, un sommet et une base. La face interne est recouverte par la membrane du pharinx. La face externe est tapissée par la membrane interne de la trompe. Le bord supérieur, confondu avec celui du cartilage externe, est attaché à la base du crâne ; le bord inférieur est côtoyé par le muscle péristaphylin interne qui s'attache à sa partie postérieure ; il est uni à celui du cartilage externe par une membrane très-mince qui forme la partie inférieure de la trompe. Le sommet s'implante à la partie interne de l'orifice de la portion osseuse de ce canal ; la base, tournée en avant et en dedans, est libre, et forme la partie interne saillante de l'orifice de la trompe.

La trompe d'Eustache est tapissée intérieurement par une membrane qui est une continuation de la membrane du pharynx et de celle qui revêt les fosses nasales : cette membrane a une épaisseur considérable sur le bord saillant de l'orifice de la trompe, où elle forme une espèce de bourrelet mollasse ; à mesure qu'elle s'enfonce dans ce canal, son épaisseur diminue, et en s'approchant de la caisse du tambour, elle prend une consistance plus ferme et plus approchante de celle du périoste qui tapisse cette cavité, avec lequel elle se continue. Cette membrane contient, dans les endroits où elle est plus épaisse, un grand nombre de glandes muqueuses.

Cette trompe est ouverte dans presque tous les temps de la vie ; elle établit une communication libre entre l'air de l'atmosphère et celui qui est contenu dans la caisse du tambour : c'est par son moyen que ce dernier se renouvelle sans cesse, et conserve les qualités nécessaires à la transmission du son. L'étroitesse de la trompe d'Eustache, et l'action du voile du palais qui se relève en arrière pour boucher l'ouverture postérieure des fosses nasales pendant la déglutition, empêchent que les alimens ne puissent s'y introduire.

La caisse du tambour est traversée par un filet nerveux, qu'on nomme la corde du tympan ; elle renferme quatre petits os qu'on appelle les osselets de l'ouïe, et qui sont le marteau, l'enclume, l'os lenticulaire et l'étrier.

Le marteau est situé presque verticalement contre la paroi externe de la caisse.

C'est le plus long de tous les osselets de l'ouïe; on le divise en tête, en col et en manche : la tête en forme la partie la plus élevée et la plus grosse; sa forme est ovale et assez alongée; ses parties, supérieure, interne et externe, sont arrondies et lisses : l'antérieure est un peu concave; la postérieure présente deux légers enfoncemens séparés par une saillie, recouverts, dans l'état frais, d'une couche cartilagineuse excessivement mince, et qui s'articulent avec l'enclume. Le col du marteau est la partie étroite qui se trouve immédiatement au-dessous de sa tête; il est fort court, mais assez épais. Sa partie antérieure porte une apophyse plus ou moins longue, et d'une extrême ténuité, qui est nommée l'apophyse du marteau, ou l'apophyse grêle. Cette apophyse est quelquefois assez longue pour s'engager dans la fente glénoïdale; sa grande fragilité fait qu'on la conserve rarement en son entier; elle donne attache au tendon du muscle antérieur du marteau.

Le manche du marteau naît de la partie inférieure du col, avec lequel il forme un angle obtus et saillant en devant et en dehors : il est assez long et en quelque sorte aplati sur deux faces, l'une antérieure et l'autre postérieure; sa base est assez large et légèrement recourbée en dedans; ensuite il se rétrécit, se courbe un peu en dehors, et se termine par une pointe mousse qui correspond au centre de la membrane du tympan. De l'angle saillant formé par la base du manche du marteau avec le col de cet os, s'élève un tubercule gros et court, qui se dirige en dehors et un peu en arrière, et qu'on appelle l'apophyse du manche du marteau.

Le marteau est compacte à l'extérieur, et légèrement celluleux à l'intérieur; sa grosseur et sa forme sont presque les mêmes dans le fœtus à terme que dans l'âge le plus avancé; mais il a beaucoup moins de consistance, et quelquefois le manche et son apophyse sont encore cartilagineux. La tête du marteau s'articule avec le corps de l'enclume, auquel elle est unie par une substance ligamenteuse, qui n'est autre chose que le périoste très-mince qui passe de l'un à l'autre de ces os; son manche est collé à la face interne de la membrane du tympan dont il fait un demi-diamètre et qu'il entraîne du côté de la caisse. Pour mettre le marteau dans sa situation naturelle, et distinguer le gauche du droit, il faut placer sa tête en haut, l'apophyse du col en avant, et celle du manche en dehors.

L'enclume est située à la partie postérieure, supérieure et externe de la caisse du tambour, derrière la tête du marteau, au-devant de l'ouverture des cellules mastoïdiennes. Un peu plus grosse, mais moins longue que le marteau, elle ressemble assez bien à une dent molaire dont les racines seroient fort écartées. On la divise en corps et en deux branches, l'une supérieure ou courte, et l'autre inférieure ou longue.

Le corps de l'enclume en forme la partie antérieure. Il représente un ovale aplati transversalement, et dont le grand diamètre est vertical. Sa face interne est un peu concave ; sa face externe, légèrement convexe, est appliquée contre la paroi externe de la caisse ; sa partie antérieure présente deux éminences, séparées par un enfoncement mitoyen, qui s'articulent avec la partie postérieure de la tête du marteau.

La branche supérieure de l'enclume naît de la partie postérieure et supérieure du corps, et se porte horizontalement en arrière, jusqu'à l'entrée des cellules mastoïdiennes. Elle est fort courte, mais assez épaisse. Sa figure ressemble à celle d'un cône aplati transversalement, dont la base est en devant et le sommet en arrière.

La branche inférieure de l'enclume naît de la partie inferieure et postérieure du corps. Elle est un peu plus longue que la branche supérieure. Sa figure est arrondie, et sa direction un peu oblique de haut en bas et de derrière en devant. Sa partie inférieure est légèrement recourbée de dehors en dedans, et sa dernière extrêmité est creusée pour recevoir l'os lenticulaire qui s'y soude ordinairement. Placée plus en dedans et plus en arrière que le manche du marteau, la branche inférieure de l'enclume en est éloignée supérieurement et rapprochée inférieurement, ou elle le touche presque, et forme avec lui un angle très-aigu.

La structure intérieure de l'enclume est la même que celle du marteau. Dans le fœtus à terme, cet os a déjà acquis les dimensions qui lui sont propres, et ne diffère de l'état où on le trouve dans l'âge adulte, que par sa consistance, qui est moins considérable. Il s'articule par la partie antérieure de son corps avec la tête du marteau, et avec l'os lenticulaire par l'extrêmité de sa branche inférieure. Pour le mettre dans sa situation naturelle, et distinguer le côté auquel il appartient, on tourne son corps en devant, sa longue branche presque perpendiculairement en bas, et la concavité de la courbure de cette branche en dedans.

L'os lenticulaire est très-petit ; il est situé entre l'extrêmité de la branche inférieure de l'enclume et la tête de l'étrier. Il est presque orbiculaire et légèrement convexe sur ses deux faces, dont une est externe et l'autre interne. La première s'articule avec la tête de l'étrier, et la seconde avec l'extrêmité de la longue branche de l'enclume, à laquelle l'os lenticulaire reste presque toujours attaché.

L'étrier est le plus intérieur des osselets de l'ouïe. Il est situé transversalement entre l'extrêmité de la longue branche de l'enclume et la paroi interne de la caisse. Sa figure est parfaitement semblable à celle de l'instrument dont il porte le nom. On le divise en base, en branches et en tête. La base en est la partie la plus interne et la plus large : c'est une lame très-mince, dont le contour est convexe supérieurement, et presque droit inférieurement, comme la fenêtre ovale que cette base recouvre et à la circonférence de laquelle elle est unie par une membrane très-mince.

Des deux branches de l'étrier, l'une est antérieure et l'autre postérieure. Elles sont courbées l'une vers l'autre ; mais l'antérieure est plus longue, plus mince et moins courbe que la postérieure. Le côté concave de chacune de ces branches présente une cannelure qui se continue sur la face externe de la base, et dans laquelle s'attache la circonférence d'une membrane très-mince qui remplit l'intervalle qu'elles laissent entre elles.

La tête de l'étrier est placée à l'extrêmité d'un col très-court, formé par la réunion des deux branches. Elle est concave à son sommet, pour recevoir la face interne de l'os lenticulaire.

L'étrier est entièrement formé de substances compactes. Dans le fœtus, il ne diffère en rien de ce qu'il est dans l'âge adulte ; il s'articule avec l'os lenticulaire, et, par le moyen de cet os, avec la longue branche de l'enclume. Le pourtour de sa base tient, comme il a été dit, à la circonférence de la fenêtre ovale, par une production membraneuse, qui n'est autre chose qu'une continuation du périoste de la caisse. Pour mettre cet os dans sa situation naturelle, et distinguer le gauche du droit, il faut mettre sa tête en dehors, le bord convexe de sa base en haut, et la branche la plus longue et la moins courbe en avant.

Les osselets de l'ouïe sont recouverts d'un périoste très-fin, qui est une continuation de celui qui tapisse les parois de la caisse du tambour. En passant de l'un à l'autre de ces os, ce périoste en affermit les articulations, et leur tient lieu de ligamens. Dans le fœtus, il est parsemé d'un grand nombre de vaisseaux sanguins, qui disparoissent avec l'âge.

Les osselets de l'ouïe sont mus par des muscles qui appartiennent au marteau et à l'étrier. Les muscles du marteau sont au nombre de deux; l'étrier n'en a qu'un.

Les parois de la caisse du tambour sont tapissées par un périoste très-mince, qui s'enfonce dans les cellules mastoïdiennes, et recouvre la surface de leurs parois. Il se continue avec la membrane interne de la trompe d'Eustache. Celui qui couvre les osselets de l'ouïe, et les unit l'un à l'autre, en est une continuation, aussi-bien que la lame interne de la membrane du tympan, la membrane qui couvre la fenêtre ronde, et celle qui unit la base de l'étrier à la circonférence de la fenêtre ovale. Dans le fœtus et dans les enfans, ce périoste est parsemé d'un grand nombre de vaisseaux sanguins, et couvert d'une humeur légèrement muqueuse qui exsude de tous les points de sa surface; mais dans un âge avancé, ces vaisseaux disparoissent, et il s'amincit et se dessèche au point qu'on a de la peine à le reconnoître.

Dans le fœtus, la caisse du tambour contient une sérosité rougeâtre, un peu visqueuse; après la naissance, l'air s'y introduit par la trompe d'Eustache, et elle continue à en être remplie pendant toute la vie.

Du labyrinthe.

Le labyrinthe est composé de plusieurs cavités qui communiquent ensemble, et qui sont creusées dans l'épaisseur de la portion pierreuse du temporal. Ces cavités sont, le vestibule, le limaçon et les canaux demi-circulaires.

Du vestibule.

Le vestibule forme la partie moyenne du labyrinthe ; il est situé derrière le limaçon, devant les canaux demi-circulaires, entre la caisse du tambour et le fond du conduit auditif interne. Il représente une cavité presque ovale, augmentée par deux enfoncemens, l'un hémisphérique, situé dans la partie antérieure et un peu interne de cette cavité, du côté du limaçon ; l'autre demi-elliptique, placé dans la partie postérieure et interne, du côté des canaux demi-circulaires. Ces deux enfoncemens sont séparés par une épine osseuse qui s'élève de la partie inférieure du vestibule, se porte en dehors et un peu en devant, et se termine au-devant et au-dessus de la fenètre ovale par une pyramide fort petite, dont le sommet est aplati et garni de quelques aspérités.

On remarque dans le vestibule sept grandes ouvertures, dont une est la fenêtre ovale, une seconde l'orifice de la rampe externe du limaçon, et les cinq autres appartiennent aux canaux demi-circulaires. La fenètre ovale occupe la partie externe du vestibule. L'orifice de la rampe externe du limaçon se trouve un peu plus bas et un peu plus en avant. Les ouvertures des canaux demi-circulaires se remarquent dans l'enfoncement demi-elliptique de la partie postérieure du vestibule. Outre les grandes ouvertures dont on vient de parler, on remarque dans le vestibule l'orifice extrêmement petit de son aqueduc, et un assez grand nombre de petits trous qui donnent passage à des vaisseaux sanguins et à des filets de la portion molle de la septième paire de nerfs. Le vestibule est tapissé d'un périoste très-fin, qui se continue avec celui de la rampe externe du limaçon, et dans lequel se ramifient les vaisseaux sanguins dont on vient de parler. Il contient aussi d'autres parties molles dont il sera fait mention plus bas.

Du limaçon.

Le limaçon forme la partie antérieure du labyrinthe. C'est une cavité qui représente une espèce de cornet spiral double, creusé dans la partie antérieure du rocher, à peu près comme la cavité d'une coquille de limaçon. La forme du limaçon de l'oreille droite est semblable à celles de toutes les coquilles ; celle du limaçon gauche est à contresens, et n'a que peu de semblables dans la nature. A cette marque, il est facile de les distinguer l'un de l'autre.

On considère dans le limaçon une base et un sommet. La base est tournée, en dedans, en arrière et en haut, vers le fond du conduit auditif interne ou acoustique ; elle est percée de plusieurs trous qui communiquent au dedans de la cavité du limaçon. Le sommet est tourné en dehors, en devant et un peu en bas du côté de la trompe d'Eustache.

Le limaçon est formé d'un noyau commun, d'un cornet spiral qu'on peut appeler la lame des contours, et d'une lame spirale ou demi-cloison osseuse. Le noyau commun du limaçon en forme le centre ; il a la figure d'un cône fort court, dont la direction est oblique de derrière en devant, de dedans en dehors, et un peu de haut en bas. Sa base, qui est assez large, répond au fond du conduit acoustique, et fait le milieu de la base du limaçon. Son sommet se termine vers le milieu de l'axe du limaçon, en formant une espèce de cône concave, auquel on a donné le nom d'entonnoir. La surface du noyau commun est taillée en vis par une double rainure, et percée d'un grand nombre de trous disposés sur deux lignes. Ces trous sont plus nombreux dans celle de ces rainures qui répond à la rampe interne du limaçon, que dans celle qui répond à la rampe externe.

Le cornet spiral du limaçon est formé par une lame osseuse, mince, qu'on peut appeler la lame des contours. Cette lame, semblable à un triangle isocèle fort alongé, est recourbée sur elle-même suivant sa largeur, et forme une espèce de demi-canal dont les bords plus épais que le reste sont étroitement unis à la surface du noyau. Elle tourne en spiral, d'abord autour de ce noyau, ensuite autour de l'entonnoir qui le termine, et fait deux tours et demi; mais la spirale diminue rapidement, ensorte que le limaçon approche en total de la forme globuleuse. Ces tours sont étroitement unis ensemble, le long de leur rencontre, et forment par leur adossement une cloison osseuse entière, que l'on nomme la cloison des contours, pour la distinguer d'une autre cloison en partie osseuse, en partie membraneuse, qui sépare les deux rampes du limaçon, et que l'on nomme la demi-cloison. La face interne ou concave du cornet spiral du limaçon forme la plus grande partie des parois de cette cavité. Sa face externe ou convexe est entourée, dans le fœtus, d'une substance spongieuse que l'on peut enlever facilement; mais dans l'adulte, elle est confondue avec la substance compacte du rocher.

Des canaux demi-circulaires.

Les canaux demi-circulaires tirent leur nom de la forme de leur courbure, quoique chacun d'eux excède un demi-ovale. Ce sont des conduits qui partent du vestibule, et y rentrent après avoir parcouru un certain espace de chemin dans l'épaisseur du rocher. Ils sont au nombre de trois : on les distingue en supérieur, en postérieur et en externe ou horizontal.

Le canal demi-circulaire supérieur, un peu moins grand que le postérieur, mais plus grand que l'externe, est disposé de manière que la convexité de sa courbure est tournée en haut, et la concavité en bas. Un de ses côtés est antérieur, et l'autre postérieur. Ses deux extrêmités sont inférieures, l'une en dehors, l'autre en dedans : la première s'ouvre dans la partie supérieure et externe du vestibule, au-dessus de l'extrêmité externe du canal demi-circulaire horizontal, par un orifice évasé et de forme elliptique; la seconde se réunit avec l'extrêmité supérieure du canal demi-circulaire postérieur, et forme avec elle un conduit commun, long d'environ deux lignes, qui s'ouvre dans la partie interne et supérieure du vestibule, au-dessus de l'extrêmité interne du canal demi-circulaire externe, par un orifice arrondi.

Le canal demi-circulaire postérieur est un peu plus grand que le supérieur ; sa convexité est tournée en arrière, et sa concavité en avant. Un de ses côtés est en dehors et l'autre en dedans. Ses deux extrêmités sont tournées en avant, l'une en haut, et l'autre en bas : la première est unie, comme il a été dit plus haut, avec l'extrêmité interne du canal demi-circulaire supérieur ; la seconde s'ouvre dans la partie inférieure interne du vestibule, un peu plus bas et plus en dedans que l'extrêmité interne du canal demi-circulaire externe, par un orifice évasé, tantôt orbiculaire, et tantôt elliptique.

Le canal demi-circulaire externe ou horizontal, le plus petit des trois, est situé entre le supérieur et le postérieur. Sa convexité est tournée en arrière, et sa concavité en avant ; un de ses côtés est en haut, et l'autre en bas. Ses deux extrêmités, tournées en avant et assez près l'une de l'autre, se distinguent en externe et en interne : la première s'ouvre dans la partie externe supérieure et postérieure du vestibule, entre la fenêtre ovale et l'orifice externe du canal demi-circulaire supérieur, par un orifice infundibuliforme. La seconde s'ouvre dans la partie interne du vestibule, entre l'orifice commun aux canaux demi-circulaires supérieur et postérieur, et l'orifice inférieur de ce dernier, par une ouverture assez étroite et arrondie.

Les canaux demi-circulaires sont tapissés par un périoste très-fin qui se continue avec celui du vestibule, dans lequel se ramifient des vaisseaux sanguins.

Dans le fœtus et dans les enfans nouveaux nés, on peut débarrasser le labyrinthe de la substance qui l'enveloppe, et qui n'a point alors acquis la même dureté que la lame osseuse qui en forme les parois; mais dans l'âge adulte, ces parois sont tellement confondues avec la substance du rocher, qu'on ne peut point les distinguer du reste de l'os, et les cavités qui composent cette partie de l'organe de l'ouïe ne sont que comme des conduits et des enfoncemens qui seroient pratiqués dans un morceau d'ivoire.

Les oreilles sont les organes de l'ouïe. Les rayons sonores qui viennent frapper la surface externe de leur pavillon, sont réfléchis par les éminences et les enfoncemens de cette partie, et dirigés pour la plupart vers le conduit auditif externe qui les condense et en augmente la force. Arrivés au fond de ce conduit, ils frappent la membrane du tambour, qui est tendue ou relâchée par l'action des muscles du marteau, suivant que le son est plus grave ou plus aigu. L'ébranlement occasionné par les rayons sonores se transmet, avec les vibrations qu'il excite, de la membrane du tympan à l'air qui remplit la caisse, et aux osselets de l'ouïe, et par le moyen de l'étrier, qui est le dernier de ces osselets, et de la membrane qui bouche la fenêtre ronde à la liqueur qui remplit le labyrinthe. Les agitations de cette liqueur sont transmises au siége immédiat de l'ouïe, c'est-à-dire, aux ramifications que le nerf acoustique distribue dans les différentes parties de cette cavité. Ce nerf porte au sensorium l'impression du son.

La pratique de la médecine ne s'est autant perfectionnée de nos jours, que parce que des médecins observateurs ont recueilli un grand nombre de faits desquels ont découlé ensuite des moyens nouveaux de guérir; et c'est ainsi que la thérapeutique s'est enrichie, non point de ces formules banales qui tuent l'art, mais de ces calculs généraux qui font faire de si heureuses applications aux praticiens exercés. La médecine oculaire n'est point demeurée sans culture, et cette branche importante de l'art de guérir a été l'objet des méditations de beaucoup de médecins habiles.

La chirurgie avoit, depuis Ambroise Paré jusqu'à nos jours, révélé beaucoup de procédés opératoires nouveaux pour les maladies des yeux; mais il est malheureusement beaucoup de ces maladies, il ne faut pas se le dissimuler, auxquelles la chirurgie ne peut absolument rien : les névroses périodiques, les taies, les nuages de la cornée, les cataractes non formées, les paralysies commençantes des nerfs optiques et des muscles moteurs de l'œil ainsi que des paupières; maladies auxquelles on n'opposoit autrefois que des moyens nuls ou insuffisans, incapables d'arrêter les progrès du mal, et dont le moindre inconvénient étoit la perte d'un temps précieux qu'il est toujours si nécesaire de ménager pour obtenir la guérison.

Mais si les yeux offrent au praticien le plus habile une difficulté presque insurmontable pour terminer les accidens, combien les maladies auriculaires sont-elles encore plus difficiles à vaincre! L'organe de l'ouïe est bien plus éloigné que celui de la vue de tous nos moyens curatifs, puisque nous n'avons, comme je l'ai démontré précédemment, à notre disposition, que la partie la moins importante de l'organe, le conduit auditif et le pavillon ; ce qui constitue proprement l'oreille externe.

La sympathie existante entre l'estomac et la tête, entre l'abdomen et le thorax, est trop bien établie, trop de faits constatent assez les rapports soit sympathiques, soit nerveux, qui lient entre elles telles ou telles parties du corps humain, pour que personne doute un seul instant qu'il en existe une très-remarquable entre les parties externes de l'oreille et de l'œil avec les parties de ces organes qui échappent à nos sens : qui est-ce qui n'a pas remarqué le rapport de l'intérieur de la bouche, par la trompe d'Eustache, avec l'oreille interne ! seul moyen qui reste aux personnes affligées de surdité de percevoir les sons, et dont les entendans eux-mêmes se servent machinalement et par instinct, lorsque, pour mieux entendre, ils demeurent bouche béante ; et certes cet usage n'est pas nouveau : car le roi des poëtes latins, Virgile, en bon peintre de la nature, a rendu, dans un des plus beaux chants de l'Enéide, cet état de la figure lorsqu'on écoute attentivement (1).

Je me suis bien pénétré de cette vérité de pratique, que la plupart des effets des médicamens s'obtenoient par sympathie et comme par contrecoup : car, bien qu'on introduise toujours dans l'estomac les médicamens employés pour la guérison de presque toutes les maladies, ce seroit une

---

(1) .... Intentique *ora tenebant*, indè, etc.

VIRG. *Æneid. c. ij.*

grande erreur de penser qu'arrivé dans cet organe, chaque médicament prend la route des parties lésées qu'on veut guérir, pour aller y agir directement. Rien ne seroit plus heureux et en même temps plus facile que le traitement des maladies, s'il en étoit ainsi, comme beaucoup de personnes dans le monde paroissent le croire, par l'analogie qu'elles imaginent exister entre les topiques que la chirurgie applique immédiatement à la surface du corps sur les parties lésées.

Le ventricule gastrique n'est que le récipient, qu'une espèce de cornue chimique dans laquelle se préparent, une deuxième fois, les remèdes qu'on y a introduits ; et cette dernière préparation appartient entièrement à la nature qui a, elle aussi, ses procédés, sa méthode, et, disons-le, ses caprices et ses irrégularités.

Pense-t-on, par exemple, que, dans les maladies de poitrine, qui font le désespoir de la médecine, on puisse faire parvenir directement des substances médicamenteuses dans les poumons ! les vomitifs, les béchiques et les incisifs, employés dans cette funeste maladie, n'agissent tous que par sympathie. Le célèbre Baglivi n'auroit pas autant déploré l'insuffisance de la médecine pour la guérison de la phtisie, dont il étoit lui-même atteint, si l'on pouvoit arriver toujours directement jusqu'au siége du mal (1).

C'est ce qui m'a déterminé à rechercher attentivement les causes du très-grand nombre des ma-

(1) O quàm difficile est pulmonum morbos cognocere causas !

BAGLIVI *Opera.*

ladies des oreilles et des yeux, et à trouver un moyen de les guérir (principalement celles provenant de lésions intérieures) sans le secours de la chirurgie : on sait d'ailleurs combien sont superflues les opérations chirurgicales dans les amauroses, par exemple, et dans les douleurs profondes et aiguës de l'oreille.

Mon topique s'applique, seulement pour les maladies des yeux (1), sur la cornée, et pour les maladies des oreilles, dans le conduit auditif externe; c'est par un effet sympathique, analogue à celui dont je viens de parler, qu'il agit sur les nerfs optique et acoustique. Je n'ai pas besoin de répéter ici l'énumération d'une foule de faits authentiques, de cures extraordinaires, qui constatent son efficacité; mais il est de la plus grande évidence que l'impression produite par mon topique sur les membranes extérieures de l'œil et de l'oreille se répète aussitôt dans l'intérieur de ces organes, au moyen des filets nerveux qui s'y trouvent répandus en très-grand nombre, comme l'anatomie l'a démontré. C'est par cet ébranlement nerveux que l'on peut expliquer la prompte disparition des cataractes commençantes et des hydrophtalmies. J'expliquerai également la cure des taies qui végètent sur la cornée, d'une manière parasite, comme les fungus sur l'écorce des arbres; ce n'est autre chose qu'une production étrangère à l'animalisation, et dont on la débarrasse en augmentant la vitalité des membranes. C'est donc une très-grande

(1) J'indiquerai à la fin de cette Notice la manière d'user de mon topique, pour les maladies des yeux et des oreilles.

erreur que celle dans laquelle sont tombés beaucoup de médecins, en croyant que la cure des taies et des végétations qu'on voit se développer sur les cornées étoit purement mécanique, et qu'il suffisoit, comme l'avoit proposé Taylor, d'user par le frottement ces corps étrangers. De là est venu l'usage des remèdes pulvérulens de toutes espèces, que beaucoup d'anciens médecins n'ont pas encore abandonnés, tels que la tuthie, le sucre cristallisé en poudre, le pain brûlé, etc., et autres moyens qui n'ont aucune propriété médicamenteuse, non plus que les injections miellées qu'on est dans l'usage de faire dans les oreilles.

Après avoir traité comme le vulgaire des oculistes les maladies des yeux, j'ai essayé, en suivant les malades, de les abandonner à eux-mêmes sans user des moyens oiseux dont je viens de parler; et j'ai eu la satisfaction, en les comparant à ceux qui étoient traités par l'ancienne méthode, de m'assurer que les uns et les autres marchoient aussi lentement vers la guérison. Je fis ensuite l'application du topique sur ces deux classes de malades qui bientôt furent totalement guéris.

Je ne peux résister au plaisir de citer quelques faits à l'appui de ce que je viens d'avancer, et qui prouveront, en même temps, que l'on peut soi-même, étant étranger à l'art, appliquer mon remède avec un égal succès.

La fille du Rt-Houble Pole, que les oculistes les plus réputés de Londres avoient jugée incurable, a été guérie par sa femme de chambre, qui lui administroit mon topique.

Le cousin du général lord Hill, dont le nom seul devient une garantie honorable, a été guéri par sa sœur, à laquelle j'adressois mon remède, à cause du très-grand éloignement qui m'empêchoit d'aller en faire moi-même l'application.

Une foule de jeunes enfans ont été guéris par leurs nourrices et par leurs mères; et chaque jour, dans le Dispensaire que je dirige, les malades remplissent entre eux les fonctions d'assistans pour l'application du topique.

Un enfant, dans la famille du comté de Buckinghamshire, perdit la vue durant le traitement que lui administroit un oculiste célèbre de Londres; et un apothicaire, consulté pour cette maladie, déclara que l'organe étoit entièrement détruit. Cependant cet enfant fut parfaitement rétabli, dans l'été de 1810, par un court traitement.

Une jeune demoiselle, la fille de M. Burford, comté Fire Office, à Hackney près Londres, ayant perdu l'ouïe par des circonstances particulières, fut déclarée incurable par le docteur *Maull*. Elle recouvra parfaitement l'ouïe par l'usage du topique.

A Low Hill près Liwerpool, en Angleterre, une autre dame, nommée Walker, âgée de soixante ans, affligée de surdité totale depuis l'âge de six ans, a recouvré l'ouïe.

Le succès de mon médicament, que je m'empresse d'avouer et de reconnoître lors même qu'il est administré par d'autres que par moi, doit éloigner le reproche de toute spéculation d'intérêt de ma part; mais je prendrai toutes les précautions nécessaires, et j'userai de toutes les ressources que donnent les lois pour en prévenir les contrefaçons. Ce remède est devenu en quelque sorte un remède national, aujourd'hui que, généralement connu, il peut guérir et prévenir tant de maladies, et qu'employé par des mains inhabiles il ne peut jamais être nuisible. Mais comme les maladies des yeux et des oreilles tiennent, chez les jeunes personnes sur-tout, à tant de causes occultes ou peu connues, il seroit infiniment avantageux que les pères de familles nombreuses, les chefs d'ateliers, les magistrats dans les petites villes, en fussent constamment pourvus. J'en ai pour cela diminué considérablement le prix, afin que non-seulement les personnes aisées pussent se le procurer, mais afin que les pauvres fussent soulagés gratuitement.

Chacune de mes fioles porte dans l'épaisseur du verre, sur chacune des quatre faces, mon nom, ma demeure et l'espèce de médicament, ainsi qu'il suit :

1ere face : — { J. WILLIAMS, M. D.,
Oculist, etc.

2e face : — { 3. Red Lion Square,
London.

3e face : — { His Remedy

4e face : — { For the EYES.

NOTA. *Ou bien :* For DEAFNESS, *au lieu de* for the Eyes, *lorsque les fioles contiennent le remède contre la* surdité.

La couleur et la nature de ces deux topiques sont tout-à-fait différentes. Ces remèdes, dont la composition est connue de moi seul, et de mon fils, ne se trouvent que chez moi, à Londres, ou à Paris. Tous autres débitans peuvent être considérés comme contrefacteurs. J'ai réduit à trente francs de France le prix de chaque fiole, qui doivent m'être demandées franc de port. Pour faciliter la propagation de mon remède, j'accorde à ceux qui m'en prennent quatre bouteilles une remise d'une cinquième bouteille.

Chaque fiole de mon médicament est accompagnée de la courte instruction suivante, qui a pour but d'indiquer les moyens d'en faire usage avec fruit et de reconnoître les contrefaçons.

« On doit toujours, avant d'employer le topique, avoir le soin d'agiter la bouteille afin de mettre en suspension le précipité. »

POUR LE PANSEMENT DES YEUX.

« On place le malade horizontalement sur un canapé ou sur un lit de repos ordinaire, en sorte que la liqueur placée dans l'œil ne s'échappe point par les commissures. On en verse deux à trois gouttes dans le grand angle de l'œil, et, par un clignotement répété des paupières, on fait parcourir à la liqueur toute la surface du globe de l'œil, ce qui excite une cuisson assez vive que le malade doit supporter. »

POUR LE PANSEMENT DE L'OREILLE.

« Il faut placer la tête horizontalement, en sorte que le conduit auditif externe se trouve à la partie supérieure; on injecte un peu d'eau tiède dans l'oreille externe, que l'on dessèche ensuite avec un linge mollet placé au bout d'un stylet ordinaire ou d'une plume neuve. On instille sept à huit gouttes du médicament, et l'on bouche l'oreille avec du coton afin d'en éviter l'épanchement. »

Je crois avoir suffisamment démontré que les personnes qui ne peuvent être visitées par moi-même, peuvent cependant se servir de mon remède. Il suffit de m'adresser une notice bien détaillée de l'état des yeux ou des oreilles des personnes malades. Autant que possible, je préfère que ces notices soient faites par des gens de l'art, parce que les descriptions des maladies sont beaucoup plus exactes, et que l'emploi des termes techniques sert à faire connoître la situation exacte des organes que l'on a à traiter.

Mes médicamens ayant déjà acquis une juste réputation dans diverses parties de l'Europe, en Asie et en Amérique, je me suis déterminé à faire traduire cette Notice et celles qui accompagnent les fioles des deux topiques, en langues italienne, allemande et espagnole. Je m'estimerai infiniment heureux si ces remèdes, qui ont généralement reçu l'approbation des personnes éclairées et philantropes, dignes par leur rang d'inspirer la confiance, peuvent encore soulager des malheureux. Ce fut toujours l'unique motif qui me dirigea en m'occupant à le propager; et la reconnoissance publique est le plus bel héritage que je crois pouvoir léguer à mon fils, qui recueillera comme moi les bénédictions de l'infortune soulagée.

DE L'IMPRIMERIE DE J.-L. CHANSON,

A PARIS, RUE DES MATHURINS, n° 10.

EXTRAITS DE DIVERS JOURNAUX.

Journal Général de France, 14 *mai* 1816. — Si c'est toujours un devoir pour un journaliste d'accueillir avec empressement les réclamations, lorsqu'elles sont justes, c'est sur-tout lorsqu'une erreur involontaire de sa part pourroit nuire à la réputation des hommes utiles à l'humanité. Aussi nous empressons-nous de reconnoître que c'est à bon droit que M. le docteur anglais Williams, oculiste du Dispensaire royal et général de Londres, prend le titre d'*oculiste honoraire de S. M. Tr.-Chr.* M. Williams, que son talent et son désintéressement ont rendu le bienfaiteur des pauvres, connu et mis en relation avec les personnages les plus distingués de l'Angleterre, est honoré de la protection de S. A. R. Madame la princesse de Galles. Il fut présenté à S. M. Louis XVIII lorsque ce Monarque résidoit à Hartwell. Quand S. M. fut rendue à la France, M. Williams vint à Paris ; S. M. lui accorda la décoration de la Légion d'honneur. Après les événemens du mois de mars, le docteur Williams, qui étoit parti de Paris pour faire une tournée en Hollande et en Belgique, vint à Gand où il fut présenté de nouveau à S. M. Louis XVIII, qui l'autorisa à prendre le titre de son oculiste honoraire. M. Williams nous a montré une lettre très-flatteuse, tout entière écrite de la main de M. le duc de Duras, pour lui annoncer cette honorable nomination. M. Williams n'est pas seulement oculiste du Dispensaire royal et général de Londres, il en est le directeur et le propriétaire, sans recevoir aucune rétribution de son Gouvernement ; mais sa maison n'en est pas moins ouverte aux indigens de toutes les nations qui sont affligés de maux d'yeux.

Gazette de France, 6 *juin* 1816. — M. le docteur Williams, propriétaire du Dispensaire royal de Londres, et oculiste de Sa Majesté, continue de donner ses soins gratuits aux pauvres. Son exactitude à se trouver à l'heure que ses annonces ont indiquée, et l'attention qu'il donne pendant quatre heures de suite au traitement des personnes qui réclament l'exercice de ses talens, sont au-dessus de tous les éloges. Ses conseils et le remède qu'il possède font chaque jour des effets étonnans. Cet estimable étranger, ce philantrope généreux reçoit le tribut si agréable à un ami de l'humanité, des bénédictions de tant d'infortunés qu'il console et qu'il guérit.

AUX LECTEURS.

Il ne seroit point nécessaire d'ajouter de nouvelles preuves pour convaincre de l'efficacité de mes traitemens les personnes qui viennent chez moi et qui y voient les infortunés que je soulage; mais si je joins au petit ouvrage que je publie aujourd'hui des attestations respectables et les noms de beaucoup de malades que j'ai eu le bonheur de guérir, c'est pour donner à ceux qui ne peuvent me juger par eux-mêmes la confiance que je mérite, et dont je serai toujours jaloux. Mes détracteurs pourront, il est vrai, tirer parti de ma franchise, et dire que le moyen que j'emploie est celui des charlatans, qui font eux-mêmes leur apologie. Il n'y a qu'un seul mot à répondre : je ne fais point mon apologie, puisque ce sont les malades eux-mêmes qui parlent; je les fais parler tout haut, afin que leur témoignage soit une garantie pour ceux qui auroient besoin de mon ministère, et qui ne sont pas obligés de me croire sur parole. Je pense, au contraire, que cette ressource n'est pas celle du charlatanisme, qui se garde bien de se montrer, ou qui, en se montrant, dénature les faits.

Je vais d'abord donner une liste des personnes guéries à Paris et dans les provinces de France que j'ai parcourues, avec l'indication de leurs demeures. Cette liste a été présentée à Monseigneur le Duc d'Angoulême, qui a eu la bonté de l'accueillir, en la considérant comme un monument de bienfaisance qu'il s'empresse toujours de favoriser.

Copie d'une liste présentée à Sa Majesté Louis XVIII, et à toute la famille royale de France.

OPHTALMIES. — OPHTALMIES CHRONIQUES. — HYDROPHTALMIES. — ENGORGEMENT DES PAUPIÈRES.

Son Excellence***, ambassadeur à la Cour de France (1).

M. le colonel de R***, rue de Grammont.

La supérieure des filles de la Charité de Saint-Vincent-de-Paule.

M. H***, rue Richer.

M. Romain, rue du Montblanc.

La fille de feu M. le général Morlot, rue Gaillon.

L'enfant de M. Yocht, facteur, quartier du Montblanc.

Mademoiselle Malvin, rue et île Saint-Louis.

M. D***, notaire, rue Montmartre.

Le fils de M. Meunier, négociant, etc., rue des Saints-Pères.

Mademoiselle Martigny, rue Mauconseil.

OPACITÉS. — TAIES. — NUAGES. — ULCÈRES DE LA CORNÉE.

M. le baron L. S***, fils de S. Exc.***, ex-ambassadeur de Suède à la Cour de France.

Mademoiselle Vandyck, rue Joubert.

Mademoiselle Allaire de Montfort Lamaury.

Madame***, sœur de M. le général D***, au service de Sa Majesté Britannique.

Mademoiselle Agathe Machpy, rue Neuve-Saint-Gilles, aveugle depuis trois ans.

Madame Denuelle, rue Chabanais.

Mademoiselle Chabert, rue Thiroux.

Mademoiselle C. Villot, rue Saint-Martin.

Mademoiselle Clarisse, rue Saint-Pierre-Mont-

---

(1) M. Williams ne publie jamais le nom des personnes de distinction, sans leur expresse autorisation.

martre, recommandée par M. Mérat, D. M., rue des Petits-Augustins.

M. Poupelier, rue Saint-Denis.

Mademoiselle Goupil, recommandée par M. l'abbé Séjean, rue de Varennes.

AMAUROSES COMPLÈTES. — AMAUROSES INCOMPLÈTES.

Madame la comtesse de Padouïsky, rue des Saussayes, nº 5, faubourg Saint-Honoré.

Madame la comtesse de Chargère, rue de la Sourdière, hôtel d'Henri IV.

M. de Bourgevin, ancien garde des rôles des offices de France, rue de la Michodière.

Madame Fleury, rue Joubert.

M. Baurin, rue du Ponceau.

M. Dubisous, rue des Martyrs.

Madame Piquard, faubourg Saint-Martin.

Madame Larue, rue Beaubourg.

Mademoiselle Emilie Boursier, rue des Martyrs.

La nièce de M. Verneuil, place du Palais-Royal.

Mademoiselle Mast, rue Verdelet.

Mademoiselle Marg. Dubois, rue Beaubourg.

CATARACTES COMMENÇANTES.

Madame veuve Legendre, rue des Ménétriers.

Madame veuve Cabot, rue du Faubourg-Saint-Martin.

Madame Bessin, rue des Fossés-Monsieur-le-Prince.

ASTHÉNIES ET NÉVRALGIES OCULAIRES.

M. Biffaud, professeur, rue Neuve-Saint-Sauveur.

M. Dénoyel, orfévre, rue Greneta.

M. Morel, âgé de cinquante-huit ans, ayant recouvré la vue après une cécité de l'œil droit qui a duré trois années, et voyant à peine de l'œil gauche.

M. Giroux, rue des Orties.

M. Van Hennegaw, âgé de soixante-quatre ans, rue des Blancs-Manteaux.

M. Boulet, rue du Cherche-Midi.

M. Weber, rue des Marais.

Madame veuve Carpentier, rue de Viarmes.

Mademoiselle Villate, rue Beaubourg.

M. Rouelle, faubourg Saint-Denis.

Mademoiselle Françoise Nicolle, rue Saint-Honoré.

Madame Richomme, rue Saint-Merry.

STRABISMES.

La fille Lécuyé, jeune paysanne de Genlis, recommandée par madame la Comtesse sœur de M. le Duc d'Aumont: le regard a cessé d'être louche; elle voit à présent parfaitement, malgré qu'un oculiste célèbre de Paris eût déclaré que l'œil étoit perdu sans ressource.

Le fils de M. Fournier, rue des Martyrs.

L'enfant de M. Petaut, rue des Fossés-Saint-Bernard.

Mademoiselle E. Gossais, faubourg Saint-Martin.

La fille du sieur Joseph, passage Saulnier, faubourg Montmartre.

CAS EXTRAORDINAIRES.

Pierre Cadot, jardinier à Maisons, affligé de cécité.

Mademoiselle Léchenard, rue Montorgueil, aveugle pendant huit mois, au point de ne pouvoir marcher sans guide.

L'enfant de la veuve Lefebvre, faubourg Saint-Martin, aveugle pendant vingt-huit mois, et jugé incurable, a parfaitement recouvré la vue.

La fille de M. Bondan, rue de Paradis, devenue aveugle par suite d'une goutte sereine, et que de célèbres oculistes avoient déclarée incurable, à raison de la paralysie du nerf optique, a sa vue dans un état qui ne laisse rien à désirer.

La fille d'un cultivateur nommé Létuvé, du village de Châtillon près Paris, NÉE AVEUGLE, a recouvré la vue à force de persévérance dans l'application du simple topique. Cette guérison est attestée par le curé de la paroisse où est née l'enfant, dans le certificat ci-après :

« Je soussigné, ancien chanoine de Saint-Denis, curé de la paroisse de Châtillon, déclare que l'enfant de Julien Létuvé, vigneron de ce village, NÉE AVEUGLE, a recouvré la vue par les soins de M. Williams, oculiste de Londres.

Délivré à Châtillon près Paris, le 24 octobre 1814.

Signé DE VALOIS, *Curé.* »

Plusieurs médecins distingués par leurs connoissances dans les maladies des yeux, ont rendu justice à mes succès : tel est celui de l'hospice royal des Aveugles de Paris, qui m'a témoigné, dans une lettre, des remercîmens pour les soins que j'ai donnés à des malades qu'il m'avoit adressés, et qui a déclaré avoir vu, par l'effet de mon remède, des taies, des nuages sur la cornée, et des engorgemens des paupières guéris ou sensiblement soulagés.

Copie d'un certificat delivré par un médecin de Paris, en date du 8 janvier 1815.

« Je soussigné, docteur en médecine de la faculté de Montpellier, médecin de la Charité maternelle à Paris, certifie qu'il est en ma connoissance que M. Williams, oculiste de Londres, a guéri, par la seule application de son collyre, les personnes ci-après désignées, qui toutes étoient atteintes d'affections ophtalmiques très-graves :

» 1° Mademoiselle Vandyck (nuage de la cornée), rue Joubert;

» 2° Mademoiselle Morlot (ophtalmie chronique), rue Gaillon;

» 3° Madame Fleury (foiblesse du nerf optique), rue Joubert;

» 4° Un enfant devenu aveugle à la suite d'une rougeole, dont l'humeur étoit fixée sur les yeux depuis plus de quatre mois, recommandé par mademoiselle Vandyck.

» En foi de quoi j'ai signé la présente attestation. G. LAPEYRONNIE, D. M. P. »

Paris, le 11 janvier 1815.

« MONSIEUR,

» Je vous remercie de m'avoir envoyé votre Traité des Maladies des yeux; je l'ai lu avec d'autant plus de plaisir et d'intérêt, que j'ai été moi-même, tant à Paris qu'à Londres, le témoin des succès qui ont fondé la juste réputation dont vous jouissez, et que vous avez obtenus dans nombre de cas où les efforts d'autres oculistes n'avoient produit aucun bien. Agréez mes vœux sincères pour leur continuation : l'humanité réclame vos talens et vos secours; je ne doute pas que vous ne lui consacriez les uns et les autres. Si dans le nombre de mes malades il s'en trouve qui soient dans la nécessité de recourir à un oculiste, je vous les recommanderai, Monsieur, dans la persuasion où je suis qu'ils me sauront gré du service éminent que je leur aurai rendu.

» Je suis, Monsieur,

Votre très-obéissant serviteur,

J. MARSHALL, D. M., *rue Pigale.* »

A M. Williams, oculiste de Londres.

Liste des personnes que le docteur Williams *a traitées à Bordeaux.*

La demoiselle Mariette, âgée de douze ans, demeurant à la Roque : elle avoit perdu la vue d'une paralysie du nerf optique, depuis deux ans; elle commence fort bien à y voir, sans opérations chirurgicales. — La veuve Guerain, âgée de cinquante-six ans, rue Tourat, aux Chartrons : elle avoit presque totalement perdu la vue depuis dix ans; elle y voit fort bien depuis peu de jours. — Le sieur François Gautier, marin, âgé de cinquante-sept ans, rue Augereau : il n'y voyoit presque pas depuis vingt-cinq ans; il commence fort bien à y voir. — Le sieur Pierre-André Bonhomme, âgé de quarante-cinq ans, rue Saint-Jean-Saint-Seurin : depuis long-temps il avoit la vue bien courte ; il se trouve beaucoup mieux depuis quelques jours. — Le sieur Jean Royer, âgé de dix ans, rue de Vincennes : depuis deux ans il n'y voyoit presque pas; il trouve déjà bien du changement. — Et diverses autres personnes de passage en cette ville, qu'il a également traitées et guéries.

Copie d'une lettre du Juge de Paix et vice-Président à la Cour royale de Bordeaux ; à M. Williams, M. D., oculiste de S. M. Louis XVIII, à Paris.

Bordeaux, le 4 mai 1816.

Mon cher Docteur,

Comme je crains que vous ne quittiez Paris, où je viens d'apprendre que vous êtes encore, je m'empresse de vous parler de ma fille. Ses yeux continuent à se trouver en bon état ; mais le merveilleux topique va bientôt nous manquer ; nous en avons à peine pour dix jours.

Je suis convaincu, mon cher Docteur, que vous tenez trop à assurer le soulagement commencé, pour ne pas nous autoriser à demander ici, et à l'endroit que vous voudrez bien nous indiquer, la quantité de ce topique dont vous croirez l'usage encore nécessaire.

Pardon, mon cher Docteur, si je vous distrais de vos occupations si précieuses à l'humanité.

Ma famille et moi vous offrons les complimens les plus affectueux, et l'expression de la reconnoissance la plus vive.

Songez-vous toujours à l'eau de fontaine ? nous voudrions être à même d'en boire quelques verres avec vous.

Je vous embrasse de toute mon ame,

Cassaigne, *vice-Président.*

Copie d'une lettre des Membres d'une Société de Médecine, constatant le soulagement qu'a reçu une dame de l'application qui lui a été faite d'un topique, après avoir été abandonnée par plusieurs *oculistes, médecins, etc., etc.*

Evreux, 16 février 1816.

Les membres du comité central de la Société de Médecine du département de l'Eure ayant reçu une fiole du remède de M. Williams, médecin oculiste de Londres, oculiste honoraire de S. M. le Roi de France, chevalier de la Légion d'honneur, membre de la Société de Médecine de Paris et de plusieurs autres Sociétés savantes, pour en faire l'essai sur une personne qui auroit une maladie des yeux, ont remis cette fiole à M. *Goulliard*, docteur en chirurgie à *Evreux*, qui donnoit alors ses soins à madame *Morin*, dont les yeux étoient dans un état que plusieurs gens de l'art regardoient comme désespéré.

M. *Goulliard* leur a rendu un compte très-satisfaisant de l'emploi de ce remède; et madame *Morin*, qui avoit, pour ainsi dire, été réduite à l'état de cécité, malgré les divers secours qui lui avoient été administrés, leur a déclaré que, pendant et quelque temps après l'usage qu'elle avoit fait de ce remède, elle avoit pu lire et écrire; qu'elle désiroit vivement pouvoir en continuer l'emploi, et qu'elle espéroit, ainsi que M. *Goulliard*, qui l'a également déclaré au comité, que la continuation de ce remède lui procureroit une parfaite guérison.

En foi de quoi ils signent le présent, à Evreux, les jour, mois et an susdits.

Signés Q. Barbe. — Mahun, D. M. — Goulliard. — P. Ruerel, D. M. — Letellier. — L. H. Delarue. — De Reynal, D. M.

Extrait du Journal de Paris (29 *avril* 1816.)

Puisque le docteur Williams consacre chaque jour plusieurs heures au soulagement des malheureux que la misère prive des secours de l'art, nous croyons servir l'humanité en publiant ce qui peut inspirer une entière confiance dans les talens de cet oculiste philantrope.

C'est dans cette vue que nous insérons ici la lettre que lui a adressée madame la duchesse d'Aumont :

« Monsieur, je vous prie de recevoir les assurances de ma sincère reconnoissance; vos soins et votre eau admirable ont guéri ma femme de charge. Je n'oublierai jamais un tel service. Recevez les assurances de ma considération et mes remercîmens.

» Paris, hôtel d'Aumont, ce 2 mars 1816.

» P. CHAUVIGNY, *Duchesse d'Aumont.* »

Lettre de madame la Comtesse de Sainte-Aldegonde, sœur de M. le Duc d'Aumont.

Paris, ce 9 janvier 1815.

Je soussignée certifie que le 8 de septembre 1814, j'ai envoyé à M. Williams une jeune fille de vingt ans qui depuis quinze jours avoit éprouvé l'accident le plus singulier. La prunelle de son œil s'étoit tout-à-coup retournée de manière à ce que l'on n'en apercevoit plus que le blanc; elle n'avoit éprouvé aucune douleur, seulement une espèce de brouillard devant ce même œil. M. Williams ne voulut point entreprendre de traiter cette jeune fille avant qu'elle eût vu un autre oculiste. Elle fut en consulter un des plus célèbres, qui déclara qu'il craignoit que l'œil ne fût perdu, et donna quelques inquiétudes pour l'autre. M. Williams voulut bien alors, à ma demande réitérée, essayer son traitement sur ce même œil. En moins de quinze jours la jeune fille commençoit à y voir; elle est revenue dans son village au bout de ce temps, et a continué l'usage du topique, qui a fait graduellement des effets marqués. Je l'ai vue constamment pendant ce temps, et j'affirme que maintenant son œil est revenu à sa place; qu'elle y voit aussi bien qu'avant son accident; qu'elle travaille, qu'elle lit, et qu'enfin elle est parfaitement guérie. J'ajoute qu'ayant mandé au docteur Williams que cette jeune fille étoit pauvre et n'existoit que par son travail, il l'a traitée gratuitement, et qu'il a ajouté cette bonne œuvre à celles qu'il a déjà faites depuis son arrivée en France. En foi de quoi j'ai signé le présent certificat pour lui servir en tout que de besoin.

D'AUMONT, Comtesse ALEXANDRE DE SAINTE-ALDEGONDE.

Paris, le 20 décembre 1814.

Les Membres du Bureau de Bienfaisance, quartier du Faubourg Saint-Denis; à M Williams, chirurgien oculiste, rue Neuve-Saint-Eustache.

MONSIEUR,

Dans une tournée faite dans notre division par deux de nos membres, nous avons eu la satisfaction d'apprendre que l'enfant de la veuve Lefevre, faubourg Saint-Martin, totalement aveugle et condamné comme tel, il y a quelque mois, avoit recouvré la vûe, et est radicalement guéri depuis que vous lui avez charitablement administré vos soins.

Le Bureau, pénétré de reconnoissance, a cru de son devoir de vous en témoigner sa satisfaction et ses remercîmens, pour les talens et l'humanité que vous avez exercés envers cet infortuné, que vous rendez à la société en lui procurant les moyens de gagner honorablement sa vie.

Ne croyez pas, Monsieur, que cette œuvre de charité soit dans le cas de vous débarrasser de nous : au contraire; nous nous ferons toujours un devoir de vous envoyer nos indigens, comme aussi de vous adresser les gens aisés, à qui nous croirons rendre un grand service, quoiqu'en vous payant.

Agréez, Monsieur, l'assurance de notre parfaite considération.

Les Membres du Bureau,
PAUL PRÉVOST, *Présid.*
DAMONT, *Commiss. Secrét.*

Les Membres composant le Bureau de Bienfaisance Montorgueil, à M. Williams, oculiste.

Paris, le 15 octobre 1814.

MONSIEUR,

Un de nos collègues nous a donné connoissance que, sur le certificat par lui délivré pour constater que le sieur Martigny, manœuvre, demeurant rue Mauconseil, étoit porté sur le registre des indigens de notre quartier, vous avez bien voulu traiter gratuitement Rosalie-Françoise Martigny, sa fille, âgée de près de six ans, affligée d'une taie sur l'œil droit, et d'une grande inflammation qui la rendoit presque aveugle.

Notre même collègue nous a en même temps appris que cette cure avoit eu le plus grand succès, et que l'enfant avoit recouvré la vue par l'effet de vos soins. La dame Martigny, sa mère, nous l'a présentée dans notre séance de ce jour, et nous a confirmé la vérité d'un fait dont nous ne pouvions d'ailleurs douter, d'après l'assertion de notre collègue; et nous avons cru nécessaire de vous témoigner, par cette lettre, la reconnoissance de l'enfant et de ses père et mère. Heureux de saisir cette occasion de vous remercier nous-mêmes d'avoir exercé, d'après notre recommandation, un pareil acte de bienfaisance,

Nous avons l'honneur d'être avec toute considération, Monsieur,

Vos très-humbles Serviteurs,
PAIRONT, *Vice-Présid.*; P. L. N. DESCAMPS; BASTON; TOURNEUR; EVERAT.

EXTRAITS DE DIVERS JOURNAUX.

Les journaux de tous les pays ont également rendu le compte le plus favorable de mon médicament, et ont eu la bonté de pousser jusqu'à un point que je n'aurois jamais osé espérer, les éloges pour des choses que j'ai toujours considérées comme un devoir de philantropie et de charité.

Journal de Paris (14 *juin* 1816).

L'humanité et la science se félicitent également des succès que le docteur Williams, célèbre oculiste , obtient journellement à Paris. Beaucoup de personnes chez lesquelles l'organe de la vue étoit depuis long-temps attaqué ou menacé, publient hautement leur reconnoissance pour la guérison complète, ou du moins le très-grand soulagement qu'elles doivent au docteur Williams. Nous citerons, entre autres, M. Delarette, aumônier royal de l'hôpital militaire du Val-de-Grâce, qui, affecté depuis plus de soixante ans d'une rougeur dans les paupières, a ressenti les meilleurs effets de l'application du topique administré par le docteur.

Gazette de France (14 *juin* 1816).

M. le docteur Williams, oculiste honoraire de Sa Majesté, s'est déterminé à prolonger son séjour dans cette capitale jusqu'au 1er juillet, pour continuer ses soins aux indigens qu'il traite. M. L. R., homme d'affaires, et sa nièce, nous prient de faire connoître, par la voie de notre journal, toute la reconnoissance qu'ils lui doivent. Le premier, affligé d'une ophtalmie qui l'empêchoit de se livrer à aucun genre d'occupation où la vue est nécessaire, ne voyoit plus les objets que renversés ou circulaires, ou qui paroissoient et disparoissoient tour à tour. Au moyen de l'application du topique de M. Williams, en peu de jours il a été guéri au point de lire sans lunettes; et la taie qui défiguroit l'œil de la jeune personne a presque entièrement disparu.

La même Gazette s'exprimoit ainsi le 10 mai :

M. Williams, oculiste honoraire de Sa Majesté Louis XVIII, membre de plusieurs Sociétés de Médecine, propriétaire et directeur du Dispensaire royal et général de Londres, se trouve depuis quelque temps à Paris. Son premier soin, en arrivant dans cette capitale, a été d'écrire à MM. les curés et à tous les Comités de bienfaisance de lui adresser les indigens qui ont des maladies d'yeux, pour les traiter gratuitement. D'après des rapports qui paraissent authentiques, il a fait des cures admirables. Un suffrage, qui sera toujours flatteur pour M. Williams, est celui du Roi. Ce docteur demeure rue de la Paix, hôtel Bourbon, et reçoit depuis dix heures du matin jusqu'à midi. Il part à la fin du mois, et laissera des souvenirs honorables.

Moniteur de Paris (*mai* 1816).

Le célèbre docteur Williams, directeur du Dispensaire royal et général de Londres, oculiste honoraire de S. M. Très-Chrétienne, et membre de plusieurs Sociétés savantes, est arrivé depuis peu à Paris, où, chaque jour, il administre gratuitement aux pauvres les secours de son art. Tous les matins, l'hôtel Bourbon, rue de la Paix, où M. Williams est logé, est assiégé d'une foule d'individus de tout âge et de tout sexe, qui, aveugles ou ayant mal aux yeux, cherchent une guérison entière, ou du moins un adoucissement à leur malheur.

Un grand nombre de cures merveilleuses, attestées d'ailleurs par des personnes d'un rang distingué et dignes de foi, suffiroient pour éloigner l'idée d'envisager M. Williams comme un de ces empiriques qui vivent aux dépens de la crédulité publique, si son désintéressement et sa haute réputation n'étoient pas déjà connus dans toute l'Europe.

Voici comment le *Fidèle Ami du Roi* parle de M. Williams :

Nous avons su que les matins M. Williams recevoit à l'hôtel Bourbon, rue de la Paix, tous les pauvres qui, aveugles ou ayant mal aux yeux, même les sourds, cherchoient une guérison entière, ou du moins un adoucissement à leur malheur, et nous nous sommes mêlés dans la foule des curieux. Nous avons interrogé les malades ; nous les avons entendus. Nous avons vu le docteur distiller une larme de son eau sur les yeux de plus de cinquante personnes; enfin, nous avons été témoins de toutes les bénédictions que lui adressoient ces infortunés, qui, depuis son arrivée en cette ville, avoient le bonheur de revoir la lumière. Nous avons pénétré ensuite dans un salon, où des personnes de haut parage, à qui l'on avoit donné le conseil de faire faire l'opération de la cataracte, se félicitoient d'avoir reçu cette eau salutaire, qui a fait disparoître toutes les causes irritantes de leurs affections.

M. Williams paroît décidé à rester à Paris jusqu'à la fin de ce mois : il promet d'indiquer l'usage de son topique, et la manière de l'employer avec succès, quand il recevra à Londres, franc de port, un précis détaillé des causes qui caractérisent la maladie des yeux.

Le Constitutionnel, journal politique et littéraire (2 *juin* 1816).

Le docteur Williams, propriétaire et directeur du Dispensaire royal et général de Londres, chevalier de la Légion d'honneur, membre d'un grand nombre de Sociétés savantes, et auquel S. M. a bien voulu accorder le titre de son oculiste honoraire, habite en ce moment cette capitale, rue de la Paix, hôtel de Bourbon. Il y a recueilli de très-honorables témoignages de la part de personnes de haute distinction, sur les heureux effets de ses soins et d'un topique dont il est l'inventeur et le propriétaire.

M. le docteur Williams a publié un Traité sur les Maladies des yeux, avec un recueil d'observations pratiques constatant les succès qu'il a obtenus de son topique, tant à Londres qu'à Paris. Cet ouvrage sera apprécié par les personnes de l'art. Son auteur reçoit tous les matins un grand nombre de malades et d'infirmes peu fortunés, auxquels il donne ses soins avec le zèle le plus louable. Il prolongera son séjour à Paris quelque temps au-delà des fêtes qui auront lieu pour le mariage de Monseigneur le Duc de Berry.

Journal de la Meurthe (12 *mai* 1816).

Parmi les maux qui affligent la société, ceux de la vue sont les plus dangereux et ceux devant lesquels l'art de la médecine a presque toujours échoué. Grâces soient rendues au docteur Williams, médecin honoraire de Sa Majesté Louis XVIII, dont le *topique* bienfaisant fortifie la vue, détruit les ophtalmies chroniques, les nuages sur la cornée, les taies, les engorgemens des paupières, l'obscurcissement de la vue, et guérit même les aveugles nés. L'espace ne nous permet pas de citer la longue nomenclature des maladies des yeux guéries par le remède vraiment merveilleux du docteur Williams, dont la demeure est à Paris, hôtel Bourbon, rue de la Paix, où il doit rester jusqu'à la fin de ce mois. Il promet d'indiquer l'usage de son *topique*, et la manière de l'employer avec succès, quand il recevra à Londres, *franco*, un précis détaillé des causes qui caractérisent la maladie des yeux.

Journal de la Sarthe (15 *mai* 1816).

M. Williams, de Londres, oculiste honoraire de S. M. le Roi de France, membre de plusieurs Sociétés de Médecine, est actuellement à Paris. Cet oculiste célèbre, auteur d'un Traité des Maladies des yeux, est inventeur et propriétaire d'un moyen assuré de guérir un grand nombre de maladies jusqu'à présent réputées incurables.

Le Véridique, journal politique, administratif et littéraire du département de l'Hérault (19 *mai* 1816.)

Nous nous empressons de publier l'existence d'un remède presque miraculeux contre les maladies les plus affligeantes des yeux.

Le docteur *Williams*, actuellement à Paris, a découvert et distribué une eau dont les effets sont si extraordinaires, que des opthalmies chroniques, des nuages sur la cornée, des taies, des engorgemens des paupières cèdent à son efficacité. Des aveugles sont guéris par ses soins, et recouvrent le plus beau don de la nature, celui d'admirer les merveilles dont elle est remplie.

D'après les rapports innombrables qui sont recueillis sur l'excellence de cette eau, il n'est plus permis de douter que le docteur Williams ne soit un de ces bienfaiteurs de l'humanité, qui, par leurs connoissances et leur douce philantropie, portent aux infortunés des consolations auxquelles la violence de leurs maux sembloit leur avoir ravi l'espoir de prétendre.

Le docteur Williams est oculiste honoraire de S. M. le Roi de France : ce titre indique combien il est digne de la confiance et de la reconnoissance publique. Il joint au service inappréciable qu'il rend à la société en général, celui de traiter *gratis* les personnes indigentes.

Honneur au savant qui répand avec tant de bonté un moyen simple de remédier à des infirmités jusqu'à présent réputées incurables!

Puissent ces nombreux témoignages engager les affligés, qui se méfient toujours avec raison de l'empirisme et de la mauvaise foi, à venir à moi avec confiance ! Ils expérimenteront que l'intérêt n'est pas la récompense à laquelle j'attache le plus grand prix, et que le soulagement des maux d'autrui est ma plus douce satisfaction.

FIN.

BIBLIOTHÈQUE

Articles principaux contenus dans cette brochure.

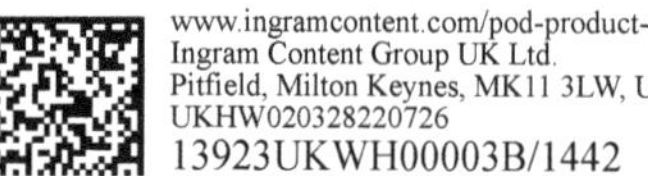
www.ingramcontent.com/pod-product-compliance
Ingram Content Group UK Ltd.
Pitfield, Milton Keynes, MK11 3LW, UK
UKHW020328220726
13923UKWH00003B/1442

9 782019 671914